Safa Abdella
Mohamed Elnur
Mohamed Gaberaldar

Czynnik opóźnienia menopauzy

Safa Abdella
Mohamed Elnur
Mohamed Gaberaldar

Czynnik opóźnienia menopauzy

Czynnik opóźnienia menopauzy

Wydawnictwo Bezkresy Wiedzy

Imprint
Any brand names and product names mentioned in this book are subject to trademark, brand or patent protection and are trademarks or registered trademarks of their respective holders. The use of brand names, product names, common names, trade names, product descriptions etc. even without a particular marking in this work is in no way to be construed to mean that such names may be regarded as unrestricted in respect of trademark and brand protection legislation and could thus be used by anyone.

Cover image: www.ingimage.com

Publisher:
Wydawnictwo Bezkresy Wiedzy
is a trademark of
International Book Market Service Ltd., member of OmniScriptum Publishing Group
17 Meldrum Street, Beau Bassin 71504, Mauritius

Printed at: see last page
ISBN: 978-620-0-54099-7

Czynnik opóźnienia menopauzy

DEDYKACJA

Tjego praca jest poświęcona:

Moja matka i moje dziecko, które kontynuuje ich fizyczne wsparcie dla mnie przez cały czas.

Mój ukochany ojciec i brat i siostry,

I cała moja rodzina, symbol miłości i dawania,

Mój przyjaciel, który mnie zachęca i wspiera,

Wszyscy ludzie w moim życiu, którzy dotykają mojego serca,

Ja dedykuję tę pracę.

UZNANIE

I chciałby podziękować **ALLAH'owi**, wszechmogącemu Bogu.

za to, że dał mi moc, by dokończyć tę pracę.

Chciałbym wyrazić moją szczerą wdzięczność i uznanie dla mojego przełożonego,

Dr. Mohammed Jebreldar za jego wskazówki, wsparcie i zachętę.

Jego rady i konstruktywna krytyka są wysoko cenione.

Jestem również wdzięczny Esmatowi Eisea za pomoc w technicznej części tej pracy.

Jestem wdzięczny kobietom, które wyraziły zgodę na włączenie ich do tego badania.

Jestem wdzięczny wszystkim tym, którzy pomogli mi przejść przez tę drogę.

Na koniec, ale nie mniej ważne jest to, że nie będę dziękował z głębi serca uniwersytetowi

Z Shendi.

SPIS TRE CI

STRESZCZENIE

Background:

Menopauza jest naturalnym okresem w życiu kobiety to Trans pożar z okresu reprodukcyjnego do okresu menopauzy lub z płodności do niepłodności , i przedstawić niektóre badania poszukiwania na temat wieku menopauzy i czynniki są pomocne do opóźnienia wieku menopauzy po 45 lat .

Cel pracy: Badanie przeprowadzone w celu oceny świadomości kobiet w zakresie czynników wpływających na wiek todelaymenopauzy.

Metodologia:

Było to badanie opisowe o charakterze przekrojowym, przeprowadzone w Omdurman Ombade, badana populacja składała się z 30 kobiet z opóźnioną menopauzą, dane zebrane za pomocą otwartego kwestionariusza końcowego, analizowane ręcznie.

Wynik:

Jeśli chodzi o dziedzinę świadomości, badanie pokazuje, że(100%)kobiet miało doskonałą świadomość w zakresie specyfiki stosowania środków antykoncepcyjnych. i połowa (50%) kobiet miała niską świadomość w zakresie czynników wpływających na opóźnienie wieku menopauzalnego. A ponad połowa (60%) kobiet miała dobrą świadomość życia seksualnego po 45 roku życia. A (73,3%) kobiet miało słabą świadomość korzyści płynących z ćwiczeń jogi. A ponad połowa (56,7%) kobiet miała dobrą świadomość w zakresie karmienia piersią. A (53,3%) kobiet miało słabą świadomość dotyczącą wieku menopauzalnego. A (43,3%) kobiet miało słabą świadomość w zakresie składników odżywczych wspomagających opóźnienie wieku menopauzalnego.

WNIOSEK I ZALECENIE:

Niektóre z nich są świadome czynników wpływających na opóźnienie menopauzy Większość z nich jest świadoma tego, że wśród środków antykoncepcyjnych zalecana jest aktualizacja nowej wiedzy na temat życia reprodukcyjnego kobiet i wieku menopauzy za pośrednictwem środków masowego przekazu.

1- WPROWADZENIE

Menopauza jest normalną częścią życia, tak jak dojrzewanie. Jest to czas ostatniego

okres menstruacyjny . Menopauza jest normalnym stanem, którego doświadczają wszystkie kobiety w miarę starzenia się. Termin "menopauza" jest powszechnie używany do opisania wszelkich zmian , których kobieta doświadcza tuż przed lub po zaprzestaniu menstruacji, co oznacza koniec jej tematu reprodukcyjnego. Każda kobieta inaczej przeżywa lata swojego życia. Zmiany, które zachodzą w tym okresie, w tym zmiany w dobrym samopoczuciu seksualnym, są zazwyczaj spowodowane mieszanką zarówno menopauzy i starzenia się, jak i typowym stresem w połowie życia, a wymagana menopauza jest naturalnym wydarzeniem życiowym. Tak jak początek cyklu menstruacyjnego sygnalizuje przejście od statusu dziewczyny do kobiety, tak menopauza oznacza przejście kobiety do dojrzałości. W wieku czterdziestu lat, ciało kobiety zaczyna reagować na przejście menopauzalne. Jak wiele mędrców odkryło, jest to o wiele więcej niż tylko fizyczne przejście z okresu rozrodczego do nierodzeniowego. menopauza jest okazją do najpełniejszego rozkwitu kobiecej siły, mądrości i kreatywności. Jest to pomost do nowego etapu życia, kiedy wiele kobiet zgłasza, że czuje się pewniej, silniej i z większą energią.

(**1)Początek** menopauzy zwiastuje czas zmniejszonego narażenia na estrogeny, który może mieć zarówno ostry, jak i chroniczny wpływ na zdrowie i jakość życia. Większość kobiet zgłasza gorące rumieńce rozwijające się z coraz większą surowością w okresie przemian menopauzalnych i utrzymujące się w latach następujących po ostatnim okresie menstruacyjnym. Menopauza jest normalnym zjawiskiem w życiu każdej kobiety. Termin ten pochodzi z języka greckiego, co w rzeczywistości oznacza "przerwanie okresów". Menopauza występuje w wyniku zaprzestania czynności jajników. Przed przerwaniem ciąży, w okresie powyżej 1 roku lub 2 lat, dochodzi do upośledzenia lub zaniknięcia funkcji jajnika, co jest znane jako klimakteryjne lub przed menopauzą. Słowo menopauza i klimakterium jest używane zamiennie. Climacteric oznacza również "zmianę życia" z reprodukcji, która dobiega końca. Wiek menopauzy waha się od 45 do 50 lat. U niektórych kobiet wiek menopauzy może wynosić 51 lub 52 lata. Przedwczesna menopauza jest definiowana jako ustanie miesiączki do 35 roku życia, co jest rzadkie i nienormalne. Chirurgiczna menopauza następuje po usunięciu macicy, usunięciu lub zniszczeniu jajników przez promieniowanie lub chemioterapię. Donoszono, że palacze osiągają menopauzę wcześniej niż osoby niepalące. Menopauza zdarza się wcześniej u niedożywionych kobiet. U kobiet w okresie menopauzy obserwuje się szeroki wachlarz objawów i oznak. Częste objawy związane z menopauzą i niedoborem estrogenów (**2**).

1 -1 -PROBLEMATYCZNE **STWIERDZENIE:**

Eksperymentalne badanie mające na celu ocenę i uświadomienie kobiet w zakresie czynników wpływających na opóźnienie wieku menopauzalnego , wśród kobiet z wybranych przez społeczność obszarów Omdurman w Sudanie.

1 -2 - USPRAWIEDLIWIENIE:

Menopauza jest jednym z normalnych cykli życia kobiet - w tym okresie obserwuje się różne zmiany fizyczne, psychologiczne i hormonalne w okresie przed i po menopauzie, kobieta potrzebuje dużej świadomości objawów menopauzy i hormonalnej wymiany i opieki żywieniowej. Duża liczba kobiet uważa, że wiek menopauzy wynosi 40 lat, ale w ciągu ostatnich dziesięciu lat, według badań i analiz w celu określenia wieku menopauzy i wynik wykazały wzrost menopauzy od (40 do 45) lat. Ostatnie badania odkrywają pewne czynniki prowadzące do opóźnienia wieku menopauzy po (45) latach.

Interesujące jest zbadanie czynników wpływających na opóźnienie wieku menopauzalnego, a także zwiększenie wiedzy kobiet na temat tych czynników, aby mogły cieszyć się życiem reprodukcyjnym po 45 roku życia oraz zwiększenie szans kobiet w wieku 30 lub 35 lat na wydłużenie okresu płodności.

1 -3 - CELE

1 -3 -1 CEL OGÓLNY

. Ocena i poprawa świadomości na temat czynnika opóźniającego wiek menopauzalny .

1 -3 -2 - CEL SZCZEGÓŁOWY

. Aby ocenić wiedzę kobiet o wieku menopauzalnym.

. Określenie świadomości kobiet na temat czynników opóźniających wiek menopauzalny.

Ocena skuteczności jogi na jakość życia kobiet.

Ocena świadomości aktywności seksualnej i zaburzeń w tym wieku.

2- PRZEGLD CIÓKI

2.1 KONTEKST BADANIA:

Menopauza jest normalnym zjawiskiem w życiu każdej kobiety. Termin pochodzi z języka greckiego, co w rzeczywistości oznacza "przerwanie okresów". Menopauza występuje w wyniku zaprzestania czynności jajników. Przed przerwaniem ciąży, przez okres powyżej 1 roku lub 2 lat, dochodzi do upośledzenia lub osłabienia funkcji jajników, co jest znane jako kulminacyjne lub przed menopauzą. Słowo "menopauza" i "klimakterium" używane są zamiennie. Climacteric wskazuje również na "zmianę życia" z reprodukcji, która dobiega końca. Wiek menopauzy waha się od 45 do 50 lat. U niektórych kobiet wiek menopauzy może wynosić 51 lub 52 lata. Przedwczesna menopauza jest definiowana jako ustanie miesiączki do 35 roku życia, co jest rzadkie i nienormalne. Chirurgiczna menopauza występuje, gdy macica jest ektomizowana lub jajniki są usuwane lub niszczone przez promieniowanie lub chemioterapię. Odnotowano, że palacze osiągają menopauzę wcześniej niż osoby niepalące. Menopauza zdarza się wcześniej u niedożywionych kobiet.

Menopauza naprawdę nie wymaga leczenia, ponieważ jest naturalną proces biologiczny. Kuracje menopauzowe faktycznie skupiają się na łagodzeniu
objawy menopauzy oraz w zapobieganiu wszelkim przewlekłym stanom, które mogą wystąpić
W latach pomenopauzalnych, takich jak choroby serca i osteoporoza. ćwiczenia fizyczne, odpowiednia dieta, niepalenie tytoniu i redukcja stresu są również skutecznymi sposobami na zwiększenie znośności menopauzy, a także ułatwiają zapobieganie przewlekłym dolegliwościom, które mogą wystąpić w latach pomenopauzalnych Fizjologicznie uważa się, że spadek stężenia estrogenów w menopauzie zwiększa ryzyko wystąpienia chorób takich jak cukrzyca, choroby układu krążenia i osteoporoza w okresie po menopauzie. Dla kobiet, zmiany psychospołeczne w połowie życia, takie jak opieka nad starzejącymi się rodzicami lub radzenie sobie z wyłączną odpowiedzialnością gospodarstwa domowego, mogą pozostawić kobiety podatne na niskie dochody i zwiększony stres, który może zmniejszyć zarówno ich zdrowie fizyczne i psychiczne

Menopauza jest uważana za naturalne wydarzenie biologiczne, które wpływa na każdą kobietę. Dla większości kobiet przejście na menopauzę zbiega się w czasie z latami połowy życia i charakteryzuje się jako czas wielu zmian fizjologicznych, psychologicznych i społecznych, które mogą mieć wpływ na zdrowie kobiet (North American Menopause Society [NAMS], 2000) (3).

Menopauza to dla niektórych kobiet stresujący etap. Strategie radzenia sobie ze stresem mogą pomóc kobietom radzić sobie nie tylko z menopauzą, ale także z życiem i starzeniem się w ogóle. Praktyki obejmujące ćwiczenia relaksacyjne, biofeedback, ćwiczenia aerobowe, jogę, medytację i techniki oddechowe dają kobietom narzędzia do radzenia sobie z ich stresującym życiem. Osiągnięcie równowagi hormonalnej w latach menopauzalnych jest niezbędne dla dobrego zdrowia. Praktykowanie jogi może pomóc w zapobieganiu lub zmniejszeniu częstych objawów, które dotykają kobiety szczególnie w latach menopauzalnych, poprzez zapewnienie formy leczenia ukierunkowanego na przyczyny źródłowe, które prowadzą do załamania zdrowego funkcjonowania organizmu.

Zarządzanie menopauzą przez hormonalną terapię zastępczą jest teraz uważany za mający poważne negatywne skutki. Wiele interwencji niefarmakologicznych
takie jak dieta, ćwiczenia, techniki relaksacyjne, joga i muzykoterapia są przydatne w łagodzeniu fizycznych i psychicznych objawów menopauzy.
a jednym z najintensywniej badanych obszarów dochodzenia jest leżący u jego podstaw
fizjologia i endokrynologia menopauzy. Fizjologicznie przejście menopauzowe charakteryzuje się postępującą utratą funkcji jajników i charakteryzuje się znacznymi zmianami poziomu hormonów, zwłaszcza estrogenów i gonadotropin zubożenie estrogenów związane z menopauzą powoduje nieregularne okresy i ma wiele innych skutków dla organizmu. Najczęstszymi

objawami są gorące rumieńce i nocne pocenie się. Inne objawy to zmiany nastroju, utrata pamięci i koncentracji, suchość pochwy, brak zainteresowania seksem, bóle głowy oraz sztywność stawów i mięśni. Jakość życia może być poważnie zagrożona.

Większość kobiet (8 na 10) doświadcza pewnych objawów, zazwyczaj trwających około 4 lat po ostatnim okresie, ale utrzymujących się do 12 lat u około 10% kobiet. Przedłużający się brak estrogenów wpływa na kości i układ sercowo-naczyniowy, a kobiety po menopauzie są narażone na zwiększone ryzyko wystąpienia szeregu długotrwałych schorzeń, takich jak osteoporoza.

Około miliona kobiet w Wielkiej Brytanii stosuje leczenie objawów menopauzy. dostępne porady i wsparcie są zmienne, a stosowanie hormonalnej terapii zastępczej, bardzo skutecznej w leczeniu częstych objawów menopauzy, różni się w zależności od czynników społeczno-ekonomicznych i kulturowych Liczba recept na hormonalną terapię zastępczą prawie o połowę mniejsza po opublikowaniu 2 dużych badań: Inicjatywa na rzecz Zdrowia Kobiet (2002) i Badanie milionów kobiet (2003). Badania te koncentrowały się na zastosowaniu hormonalnej terapii zastępczej w profilaktyce chorób przewlekłych i potencjalnych długoterminowych zagrożeń, a nie na korzyściach w zakresie łagodzenia objawów. Jednym z celów niniejszych wytycznych Nicejskich było wyjaśnienie równowagi pomiędzy korzyściami i ryzykiem związanym z hormonalną terapią zastępczą zarówno dla kobiet, jak i dla ich pracowników służby zdrowia.

Niniejsze wytyczne dotyczą diagnozy i postępowania w przypadku menopauzy. Obejmuje on kobiety w okresie przed i po menopauzie oraz szczególne potrzeby kobiet z przedwczesną niewydolnością jajników i kobiet z rakiem wrażliwym na hormony (np. rakiem piersi). Wytyczne koncentrują się na klinicznym leczeniu objawów związanych z menopauzą, uwzględniają zarówno leczenie farmakologiczne, jak i niefarmaceutyczne, zawierają analizę ekonomiczną zdrowia oraz przegląd korzyści i działań niepożądanych Hormonalnej Terapii Zastępczej. (4)

2.2 Etapy menopauzalne:

2.2.1 .Podstawowa niewydolność jajników:

Chociaż termin "przedwczesna niewydolność jajników" został użyty do określenia niewydolności jajników prowadzącej do wystąpienia krwotoku u kobiet poniżej 40 roku życia. Przedwczesna niewydolność jajników menopauza występująca przed 40. rokiem życia (znana również jako aspremature ovarian failure lub przedwczesna menopauza). Może ona wystąpić w sposób naturalny lub w wyniku leczenia medycznego lub chirurgicznego. kobiety z przedwczesną niewydolnością jajników mogą doświadczać skutków menopauzy przez większą część swojego dorosłego życia. może to prowadzić do obniżenia jakości życia i zwiększenia ryzyka osteoporozy, chorób układu krążenia i ewentualnie demencji. istnieje niepewność co do diagnozy, przebiegu czasowego i postępowania w przypadku przedwczesnej niewydolności jajników. Na przykład, możliwe jest, że różne interwencje przynoszą różne rezultaty pod względem jakości życia oraz ochrony kości, układu krążenia i mózgu. Skojarzone doustne środki antykoncepcyjne są często przepisywane, gdy może to nie być najlepsze leczenie pod względem jakości życia oraz zachowania gęstości kości i zdrowia układu krążenia. W związku z tym należy zbadać krótko- i długoterminowe wyniki stosowania hormonalnej terapii zastępczej w porównaniu z kombinowanymi hormonalnymi środkami antykoncepcyjnymi u kobiet z przedwczesną niewydolnością jajników.

2.2.2 Przed menopauzą:

Czas, w którym kobieta ma nieregularne cykle owulacji i menstruacji prowadzące do menopauzy i trwające do 12 miesięcy po ostatniej miesiączce. Okres przed menopauzą jest również znany jako przejście menopauzalne lub kulminacyjne.

2.2.3 Menopauza:

Wczesna menopauza jest niejasnym terminem często używanym do opisania naturalnej lub indukowanej menopauzy, która występuje na długo przed średnim wiekiem naturalnej menopauzy przed 41 rokiem życia.

2.2.4 Po menopauzie.

Kobiety w wieku pomenopauzalnym w następnej najstarszej kategorii wiekowej

(45-55) Czas po menopauzie zaczyna się, gdy kobieta nie miała miesiączki przez 12 kolejnych miesięcy.

2.3 Joga:

nauka o oddychaniu nazywa się prayanama. Tlen jest najważniejszy substancja odżywcza dla organizmu. Jest on niezbędny dla integralności mózgu, nerwów, gruczołów i organów wewnętrznych. Praktyka jogi pranajamowej okazała się korzystna w leczeniu szeregu zaburzeń związanych ze stresem, poprawie funkcji autonomicznych, łagodzeniu objawów astmy, jąkaniu się i zmniejszaniu objawów stresu oksydacyjnego. Techniki Pranajamy są również skuteczne w leczeniu depresji. Praktyka prayanamy rozwija stabilny umysł, silną siłę woli i zdrowy osąd. Ponadto, regularne pranaya mahelps przedłuża życie i poprawia percepcję. Zdolność do oddychania pozwala na optymalne zdrowie, odnowę biologiczną i leczenie wielu istniejących problemów zdrowotnych. Najważniejszą korzyścią z jogi jest fizyczna i psychiczna terapia. Terapia jogiczna jest skuteczna ze względu na równowagę stworzoną w układzie nerwowym i hormonalnym, która bezpośrednio wpływa na wszystkie inne układy i organy ciała. Joga działa zarówno jako terapia lecznicza, jak i profilaktyczna. Sama istota jogi polega na osiągnięciu spokoju psychicznego, zwiększonej siły koncentracji, zrelaksowanego stanu życia i harmonii w relacjach. badania w społeczności wskazują, że rozkład wieku menopauzalnego wykazuje krzywą dzwonkową, która waha się od 40 roku życia, kończąc około 54 roku życia, na ogół gromadząc się w wieku 45-55 lat. W jednym z badań stwierdzono, że średnia wieku menopauzy wynosi 54 lata w Europie, 51,4 lat w Ameryce Północnej, 48,6 lat w Ameryce Łacińskiej i 51,1 lat w Azji. Chociaż istnieje wiele czynników, które mają wpływ na początek okresu menopauzy wiek rozpoczęcia menopauzy zależy od wieku w pierwszym okresie menstruacyjnym, stosowania doustnych środków antykoncepcyjnych, liczby doświadczonych ciąż, aktywności fizycznej, około 50% kobiet, czynniki genetyczne odgrywają rolę w określeniu wieku rozpoczęcia menopauzy(5) Wdowieństwo ma wcześniejszą menopauzę z powodu dysfunkcji osi podwzgórza spowodowane przez czynniki emocjonalne. (6).

2. 4 SIGNY I OBJAWY:

Menopauza jest częścią życia każdej kobiety. Jest to etap, na którym okres menstruacyjny na stałe ustaje. Etap ten występuje zwykle między 40 a 60 rokiem życia i związany jest ze zmianami hormonalnymi, fizycznymi i psychicznymi. Zmiany te mogą zachodzić stopniowo lub gwałtownie. Może rozpocząć się już w wieku 30 lat i trwać aż do 60 roku życia. Może się to również zdarzyć, gdy jajniki zostaną usunięte lub przestaną funkcjonować. (7)

U kobiet w okresie przejściowym menopauzy zgłaszane są różnorodne (ponad 100) objawy, w tym przebłyski gorąca, nocne pocenie się, suchość pochwy, nietrzymanie moczu, zmiany nastroju, zaburzenia snu, zmiany seksualności, trudności poznawcze, takie jak zapomnienie i dolegliwości somatyczne, podczas gdy nie każda kobieta w okresie menopauzy zgłasza objawy, około 85% kobiet w okresie przejściowym zgłasza co najmniej jeden objaw, a 10% odwiedza zakład opieki zdrowotnej w związku z tymi obawami .Najczęściej zgłaszanymi objawami były: dyskomfort stawów i mięśni (**80,1%**); wyczerpanie fizyczne i psychiczne (**67,1%**); oraz problemy ze spaniem (**52,2%**). Następnie objawy gorących rumieni i pocenia się (**41,6%**); drażliwość (**37,9%**), suchość pochwy (**37,9%**), niepokój (**36,5%**), depresyjny nastrój (**32,6%**). Inne odnotowane dolegliwości to problemy seksualne (**30,9%**); problem z pęcherzem (**13,8%**) i dyskomfort serca (**18,**3%).(8)

2.4.1 **Zanik moczowodów**:

Rozrzedzanie i kurczenie się tkanek sromu, pochwy, cewki moczowej i pęcherza spowodowane niedoborem estrogenów. Powoduje to liczne objawy, takie jak suchość pochwy, podrażnienie pochwy, częstą potrzebę oddawania moczu i infekcje dróg moczowych.

2.4.2 Objawy wazomotoryczne :

Objawy menopauzalne, takie jak gorące rumieńce i nocne poty spowodowane zwężeniem i rozszerzeniem naczyń krwionośnych w skórze, które mogą prowadzić do nagłego zwiększenia przepływu krwi w celu umożliwienia utraty ciepła. Objawy te mogą mieć istotny wpływ na czynności związane z codziennym życiem. (9)

2.4.3Premenopauza:

Powszechne objawy i oznaki przed menopauzą obejmują następujące elementy:

2.4.3.1 Wazomotor:

- Gorące błyski.
- Spocenie się.
- Palpitacja.

2.4.3.2 Pochwa:

- Suchość.
- Vulvae swędzenie lub pieczenie.
- Dyspareunia.

2.4.3.3 Menstruacyjne:

- Nieregularne krwawienie z macicy .
- Krótki lub dłuższy cykl .
- Przegapiony okres .

2.4.3.4 Układ moczowy:

-Częstotliwość lub pilność.

-Stres w nietrzymaniu moczu.

-Zakażenie układu moczowego.

-2.4.3.5 Psychologiczne:

-Zaburzenia snu, bezsenność.

-Drażliwość.

-Wahania nastroju.

-Depresja.

- Lęk.

2.4.3.6 Inne:

Wzrost wagi.

Zmiany na skórze.

Osteoporoza.

Ból stawów.

Bóle głowy ... (7)

2.4.4 Menopauza:

Objawy menopauzy obejmują:

2.**4.4.1Symptomy związane z estrogenami**

niedobór:

Są gorące rumieńce i nocne poty, bezsenność i suchość pochwy. wiele innych objawów i stanów (nieregularne krwawienie miesiączkowe, osteoporoza, depresja nastroju, drażliwość, ból głowy, zawroty głowy, pogorszenie równowagi posturalnej, kołatanie serca, suche oczy, suche usta, zmniejszona elastyczność skóry, niespokojne nogi oraz bóle mięśni i stawów) .

2.4.4.2 OBJAWY NACZYNIOWO-RUCHOWE

Spłukiwanie na gorąco definiuje się jako przemijające, potliwe, zwiększające się obwodowe rozszerzenie naczyń krwionośnych, temperaturę skóry i jej nawilżenie.

2.4.4.3 OBJAWY UKŁADU MOCZOWO-PŁCIOWEGO

Zanik pochwy i moczu - dyskomfort pochwy, dysuria, dyspareunia i nawracające infekcje dolnych dróg moczowych, dysfunkcje seksualne, Cieńszy nabłonek (suchość), Zmniejszona wydzielina (pieczenie), Zmniejszona elastyczność (swędzenie), Zmniejszona szerokość i długość pochwy (wydzielina), Zmieniona flora bakteryjna (dyspareunia).

2.4.4.4 Inne:

Nieregularne krwawienia menstruacyjne, osteoporoza, depresja nastroju, drażliwość, bóle głowy, zawroty głowy, pogorszenie równowagi posturalnej, kołatanie serca, suche oczy, suche usta, zmniejszona elastyczność skóry, niespokojne nogi oraz bóle mięśni i stawów, zaburzenia snu i bezsenność, lęk, depresja i zaburzenia psychiczne, utrata pamięci.

2.5 Komplikacja menopauzy:

Powikłaniem menopauzy związanej z zaburzeniami hormonalnymi jest choroba sercowo-naczyniowa, utrata pamięci, demencja, choroba Alzheimera, osteoporoza (8)

2.6 Czynniki wpływające na opóźnienie wieku menopauzalnego:

Menopauza jest częścią życia każdej kobiety. Jest to etap, w którym okres menstruacyjny na stałe ustaje. Etap ten występuje zwykle w wieku od 40 do 60 lat i związany jest ze zmianami hormonalnymi, fizycznymi i psychologicznymi.

Zmiany te mogą zachodzić stopniowo lub gwałtownie. Może rozpocząć się już w wieku 30 lat i trwać aż do 60 roku życia. Może się to również zdarzyć, gdy jajniki zostaną usunięte lub przestaną funkcjonować.

2.6.1 Czynniki wpływające na początek menopauzy

W niektórych badaniach z ubiegłego roku w wyniku czego niektóre czynniki wpływające na wystąpienie menopauzy obejmują:

2.6.1.1 Czynniki genetyczne:

Różnice czynników genetycznych w receptorach estrogenowych, uważa się, że u około 50% kobiet czynniki genetyczne odgrywają rolę w określeniu wieku wystąpienia menopauzy.

2.6.1.2 Wiek przy menarche:

Wiek miesiączkowy ≥ **14** lat był opóźniony o **1,2** roku, co wiązało się z opóźnieniem czasu owulacji i czasem wyczerpania pęcherzykowego jajników. (6)

2.6.1.3 Nieregularny cykl menstruacyjny:

Kobiety mają nieregularne cykle, co oznacza, że miesiączka Amenorrhea prowadzi do zmniejszenia liczby cykli owulacyjnych i opóźnia utratę oocytów, co prowadzi do opóźnienia menopauzy w późniejszym życiu.

2.6.1.4 Aktywność fizyczna:

Lekka aktywność fizyczna może opóźnić menopauzę do późniejszych lat, specyficzne ćwiczenia jogi, joga terapia jest skuteczne ze względu na równowagę utworzoną w układach nerwowym i hormonalnym, który bezpośrednio wpływa na wszystkie inne układy i organy ciała i zmniejszyć niepokój i stres.

2.6.1.5 Wiek ciąży i liczba dzieci:

Wczesny wiek ciąży i młodość dziecka może opóźnić menopauzę w późniejszym wieku życia, parytet ≥ 2 był opóźniony o 4 lata, zwiększony parytet zmniejsza liczbę cykli owulacyjnych i opóźnia utratę oocytów (6).

2.6.1.6Edukacyjny poziom:

Wysoki poziom wykształcenia może prowadzić do opóźnienia wieku menopauzy (10). Poprzednie badania wykazały, że kobiety z wyższym wykształceniem lub wyższym poziomem wykształcenia miały 3 wcześniejsze menopauzy niż kobiety miały szkołę podstawową (6).

2.6.1.7 Odżywianie:

Zgodnie z wynikami badań Prevue'a 90 g porcji tłustych ryb spożywanych dziennie może opóźnić menopauzę o ponad trzy lata.

Również większe spożycie witaminy B6 oraz cynku i pokarmów morskich może opóźnić menopauzę.

Tłuste ryby są bogate w kwasy tłuszczowe omega 3, które zmniejszają stan zapalny i zmieniają metabolizm estrogenów, opóźniając tym samym menopauzę.

Owoce i warzywa są bogate w antyoksydanty, które zapobiegają uszkodzeniu kwasu dezoksyrybonukleinowego (DNA). Błonnik zwiększa źródło pożywienia dla pożytecznych bakterii w naszym jelicie. Rośliny strączkowe zmniejszają poziom cholesterolu LDL (zły) i zwiększają poziom dobrego cholesterolu High Density Lipoprotein(HDL) , a ponadto utrzymują zdrowy poziom glukozy we krwi, co może pomóc w zarządzaniu masą ciała i tłuszczami . a ponieważ wyższy poziom tłuszczu w organizmie może wpływać na poziom hormonów , to ważne dla opóźnienia rozpoczęcia menopauzy (10).

2.6.1.8 Zastosowania antykoncepcyjne:

Niniejsze badanie pokazuje również, że kobiety w wieku menopauzalnym, które stosują doustne środki antykoncepcyjne lub nigdy nie prowadziły laktacji, są opóźnione o 3 lata w porównaniu z innymi kobietami stosującymi inne środki antykoncepcyjne lub prowadzącymi laktację, co jest zgodne z doniesieniami D vornyk i wsp. Antykoncepcja doustna może wydłużyć czas zahamowania hormonu pęcherzykowego, który powoduje opóźnienie naturalnej menopauzy. (6)

3 -METODOLOGIA

3-1 Projekt studyjny:

Jest to opisowe, przekrojowe badanie oparte na społeczności.

3-2 Obszar badań:

Badanie jest prowadzone w społeczności znajdującej się na stacji OmBeda allashra w północnej części Omdurmanu i na tym obszarze utrzymują się różne hodowle i kultury.

3- 3-stopniowa populacja:

Badaniem zostaną objęte wszystkie kobiety w wieku od (45-60) lat i więcej w czasie trwania badania, pozostające w związku małżeńskim lub w stanie wolnym.

3.3.1. Kryteria włączenia:

Wszystkie kobiety w wieku 45 - 60 lat, zamężne lub samotne i nadal mają cykl menstruacyjny.

3. 3.2. Kryteria wyłączenia:

Wszystkie kobiety w wieku poniżej 45 lat i zatrzymują cykl.

3- 4-Pobieranie próbek:

3. 4.1. Wielkość próbki i techniki pobierania próbek:

W badaniu wzięło udział trzydzieści (30) kobiet, które zostały wybrane na podstawie próby nieprawdopodobieństwa, w okresie badania zastosowano technikę celowego pobierania próbek.

3- 5.Narzędzia i techniki gromadzenia danych:

3. 5.1. Dane zbierane za pomocą:

Kwestionariusz:

Do oceny świadomości kobiet na temat czynników wpływających na opóźnienie wieku menopauzalnego wykorzystano zmodyfikowaną wersję kwestionariusza komisji brytyjskich rad badań medycznych. Kwestionariusz został samodzielnie opracowany przez uczestników i przetłumaczony na język arabski w celu ułatwienia jego odbioru. Składa się z 19 pytań, 1-4 daty demograficzne,5-19 różnych pytań o życie kobiet (wiek menopauzalny, cykl, pierwsza ciąża, liczba dziecka, karmienie brzeskie, środki antykoncepcyjne, odżywianie, płeć. Ćwiczenie jogi).

3. 5.2.Techniki:

Otwórz kwestionariusz końcowy, odpowiadając na pytanie.

3. 6.Analiza i prezentacja danych:

Dane uzyskane w otwartym kwestionariuszu końcowym zostały przeanalizowane ręcznie, a wynik zaprezentowany w formie częstotliwości i procentów w tabelach i wykresach.

3. 7.Względy etyczne:

Werbalne zatwierdzenie Uniwersytetu w Shandi - Wydział Podyplomowy Absolwentów oraz

Przed przeprowadzeniem wywiadu z kobietami odbywa się ustna zgoda władz lokalnych w obszarze badawczym wraz z udzieleniem im ustnej zgody.

4 .WYNIKI

Tabela (1): Podział według danych demograficznych

Wiek	Częstotliwość:	Procent
45-50	20	66,7 %
50-55	10	33,3 %
Razem	**30**	**100 %**
Poziom wykształcenia		
Szkoła podstawowa	5	16,7 %
Średnia szkoła	3	10 %
Szkoła średnia	6	20 %
Uniwersytet	14	46,7 %
abiturientka	2	6,7 %
Razem	**30**	**100 %**
Recepta na pracę		
Żona domowa	14	46.7%
Pracownik	16	53,33 %
Razem	**30**	**100 %**
Stan cywilny		
Pojedynczy	4	13,3 %
Małżeństwo	26	86, 7 %
Razem	**30**	**100%**

N = 30

Z powyższej tabeli wynika, że (**66,7%**) kobiet było w wieku (**45-50**) lat, a mniej niż połowa (**46,7%**) kobiet miała wykształcenie wyższe. Ponad połowa (53,3%) kobiet była zatrudniona, a większość (**86,7%**) była zamężna.

Tabela (2):

Rozkład kobiet w zależności od wieku i regularności cyklu menstruacyjnego:

Wiek	**Częstotliwość:**	**Wynik**
12 lat	11	3 7 %
13 lat	4	13,3 %
14 lat	6	20 %
15 lat	9	30 %
Razem	**30**	**100%**
Regularność cyklu menstruacyjnego		
Regularnie	18	60%
Nieregularne Co dwa miesiące	9	30 %
Nieregularne Co trzy miesiące	3	10 %
Razem	**30**	**100 %**

N = 30

Powyższa tabela pokazuje, że jedna trzydzieści (**37%**) kobiet była dotknięta menarche w ciągu **12 lat**, a ponad połowa (**60%**) kobiet miała regularny cykl, przy czym niski odsetek (**30%**) stwierdzono nieregularnie co dwa miesiące.

Tabela (3):

Dystrybucja kobiet według specyfiki stosowania tabletek antykoncepcyjnych

Środki antykoncepcyjne	**Częstotliwość:**	**Procent**
Tak	0	0%
Nie	30	100 %
Razem	**30**	**100 %**

N = 30

Z powyższych tabel wynika, że wszystkie kobiety nie stosowały konkretnych tabletek antykoncepcyjnych.

Rysunek (1)

Podział kobiet w zależności od wieku małżeństwa:

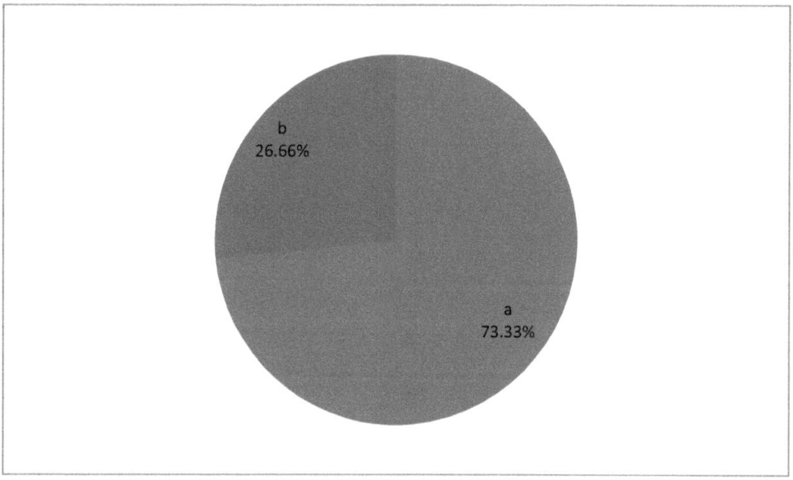

Z powyższego wykresu wynika, że ponad dwie trzydzieści (**73,3%**) kobiet było zamężnych w wieku (**12-20** lat), a (**26,7%**) w wieku (**21-30 lat**).

Tabela (4):

Podział kobiet według pierwszej ciąży

Czas	Częstotliwość:	Procent
1-4 Miesiąc	19	63,3 %
5 -9 Miesiąc	6	20 %
1 -2 lata	5	16,7%
Razem	**30**	**100 %**

N = 30

Z powyższej tabeli wynika, że ponad połowa (**63,3%**) kobiet w ciąży po (**1-4**) miesiącu.

Tabela (5):

Rozkład kobiet według liczby dzieci i czasu trwania karmienia piersią

Numer	Częstotliwość:	Procent
2 – 5	22	73,3 %
6 - 8	8	26,7 %
Razem	**30**	**100 %**
Poprzedni Czas trwania karmienia piersią		
1 rok	6	20 %
Mniej niż dwa lata	7	23,3 %
2 lata	17	56, 7 %
Razem	**30**	**100 %**

N = 30

Z powyższej tabeli wynika, że większość (**73,3%**) kobiet ma(**6-8**) dzieci i ponad połowa (**56,7%**) kobiet kończy okres karmienia piersią.

Tabela (6): Rozkład kobiet według nieregularności cyklu po zastosowaniu metody antykoncepcyjnej między porodami.

Używa	Częstotliwość:	Wynik
Amenorrhea na dwa miesiące	9	30 %
Amenorrhea więcej niż dwa miesiące	11	37 %
Cykl normalny	10	33,3 %
Razem	**30**	**100 %**

N = 30

Powyższa tabela pokazuje, że ponad trzydzieści (**3,7%**) kobiet Amenorrhea więcej niż dwa miesiące.

Tabela (7):

Rozkład według Wiedzy kobiet na temat normalnego wieku menopauzy

Wiek	Częstotliwość:	Wynik
40 -45 lat	16	53,3 %
45 -55 lat	9	30 %
55 -60 lat	5	17 %
Razem	**30**	**100 %**

N = 30

Z powyższej tabeli wynika, że ponad połowa (53,3%) kobiet wymienia wiek menopauzy to (40-45) lat.

Tabela (8):

Rozkład według świadomości kobiet na temat Czynników wpływających na opóźnienie wieku menopauzalnego:

Czynniki	Częstotliwość:	Procent
Genetyka	10	33,3 %
Żywienie	3	10 %
Wiek menarche	2	7 %
Nieregularny cykl	4	13,3 %
Wiek ciąży	0	0%
Liczba kobiet w ciąży	5	17%
Cykl życia	6	20 %
ćwiczenie jogi	2	7 %
Poziom wykształcenia	3	10 %
Nie wiem.	15	50 %
Razem	30	100 %

N = 30

Z powyższej tabeli wynika, że połowa (50%) kobiet wspomniała, że nie znała czynnika opóźniającego wiek menopauzy.

Tabela (9):

Rozkład według Świadomości kobiet na temat niektórych odżywek wspomagających opóźnienie wieku menopauzalnego:

Składnik odżywczy	Częstotliwość:	Procent
Żywność morska	8	27 %
Owoce	7	23,3 %
Warzywa	6	20 %
Cynk, VitB6	5	17 %
Wysoki poziom białka	6	20 %
Nie wiem.	13	43,3 %
Razem	**30**	**100 %**

N = 30

Z powyższych tabel wynika, że mniej niż połowa (43,3%) kobiet nie wiedziała.

Tabela (10):

Rozkład w zależności od składników odżywczych przyjmowanych zazwyczaj przez kobiety

Składnik odżywczy	Częstotliwość:	Procent
Żywność morska	11	37%
Owoce	16	53,3 %
Warzywa	27	90 %
cynk, vitB6	5	17 %
Wysokie białko	18	60 %
Razem	**30**	**100 %**

N = 30

Powyższe tabele pokazują, że większość(90%) kobiet stosuje dietę wysokobiałkową.

Rysunek (2):

Dystrybucja zgodnie z opiniami kobiet dotyczącymi ciąży po 45 roku życia:

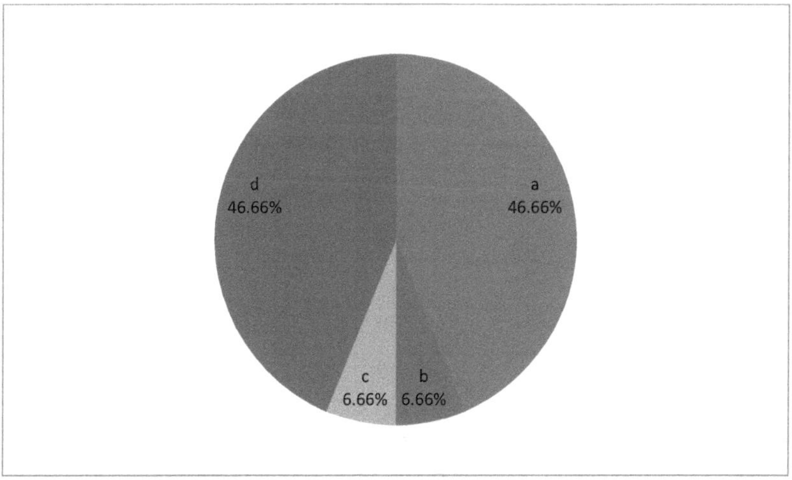

Powyższy wykres pokazuje, że ten sam procent (46,7%) kobiet wspomniał, że ciąża jest zagrożeniem dla kobiet i dzieci i normalnego życia i inny ten sam procent (6,7%) kobiet wspomniał, że trudne stosunki seksualne są spotykane i zrobić ligacji wanny.

Tabela (12):

Podział według ćwiczeń jogi wśród kobiet

Stosuje jogę	Częstotliwość:	Procent
Nie	8	26, 7%
Tak	22	73,3 %
Razem	**30**	**100 %**

N = 30

Z powyższej tabeli wynika, że większość (73,3%) kobiet nie uprawia jogi.

Tabela (13):

Rozkład w zależności od podatności kobiet na choroby po 45 roku życia i czynności

Cierpienie	Częstotliwość:	Procent
Nie	30	100 %
Tak	0	0%
Razem	**30**	**100%**
Działalność kobiet po 45. roku życia		
Kobiety biznesu	10	33,3 %
Praca	20	66,7 %
Stosunki społeczne	28	93,3 %
Razem	**30**	**100 %**

N = 30

Powyższe tabele pokazują, że wysokie kobiety (100%) nie cierpią na choroby i większość (93,3%) kobiet odnosi sukcesy w relacjach społecznych.

Tabela (14):

Podział według priorytetów kobiet w zakresie płci po 45 roku życia .

Priorytety	częstotliwość	Procent
Tak	18	60 %
Nie	12	40 %
Razem	**30**	**100 %**

N = 30

Z powyższych tabel wynika, że ponad połowa (60%) kobiet wymieniła priorytety płci po 45 roku życia.

5 .DYSKUSJA

Wynik badań nad czynnikami wpływającymi na opóźnienie wieku menopauzalnego oraz potrzeba oceny świadomości kobiet biorących udział w tym badaniu.

Trzydzieści (**30**) kobiet objętych badaniem, średnia wieku **45-60** lat, większość (**86,7%**) była zamężna, mniej niż połowa (**46,7%**) 0f kobiet miała wykształcenie wyższe i (**53,3%**) była zatrudniona

W niniejszym badaniu wykazano, że ponad połowa (**66,7%**) kobiet w średnim wieku (**45-50**) lat jest porównywalna z poprzednimi badaniami, w których średnia wieku (**45-55**) lat jest zgodna.

Badanie to wykazało, że zamężne kobiety mają późniejszą naturalną menopauzę niż owdowiałe kobiety większość (**86,7%**) kobiet zamężnych, które zgadzają się z wynikami poprzedniego badania, co prowadzi do tego, że owdowiałe kobiety miały wcześniejszą menopauzę o 3 lata niż kobiety zamężne.

Wyniki mniej niż połowa (**46,6%**) kobiet były uniwersyteckie, to nie zgadza się z poprzednim wynikiem badania, że kobiety z wyższym wykształceniem lub powyżej poziomu wykształcenia był **3** lata wcześniej menopauza niż kobiety miały szkołę podstawową.

W badaniu stosuje się doustne środki antykoncepcyjne związane z nieregularnym cyklem powyżej dwóch miesięcy jest jeden trzydzieści (**36,7%**) lat później w okresie menopauzy zgadzają się z poprzednim badaniem. Doustne środki antykoncepcyjne mogą wydłużyć czas zahamowania hormonu pęcherzykowego, co powoduje opóźnienie naturalnej menopauzy. (**6**). Zredukować cykle owulacyjne we wcześniejszym życiu, zachowując tym samym oocyty na dłuższy czas, co prowadzi do późniejszego wieku w okresie menopauzy.

W iek menarche jeden trzydzieści lat (**36,7%**) to wiek **12** lat.

Wynik nie zgadza się z wcześniejszym badaniem, w wyniku którego wiek menstruacyjny ≥ **14 lat** był opóźniony w stosunku do wieku menopauzalnego, co jest związane z opóźnieniem czasu owulacji i czasu wyczerpania pęcherzykowego jajników.(Strona (6594).

Obecny wynik badania większość (**73,3%**) kobiet liczba dzieci (**2-5**), wynik ten jest zgodny z tym samym poprzednim badaniu, w wyniku czego liczba ≥ **2** był opóźniony menopauza na **4** lata w późniejszym życiu prowadzić do opóźnienia wieku menopauzalnego przez zachowanie liczby komórek jajowych może zwiększyć wiek w późniejszym życiu. Zwiększony parytet zmniejsza liczbę cykli owulacyjnych i opóźnia utratę oocytów.(**6**)

Obecne badania, w wyniku których ponad połowa (**56,7%**) kobiet karmionych piersią w pełnym wymiarze godzin przez dwa lata z Amenorrhea, prowadzą również do opóźnienia menopauzy, a hormony prolaktyny hamują czas trwania hormonu pęcherzykowego, co powoduje opóźnienie naturalnej menopauzy. (**6**) . Zredukować cykle owulacyjne we wcześniejszym życiu, zachowując tym samym oocyty na dłuższy czas, co prowadzi do późniejszego wieku w okresie menopauzy.

Badanie wykazało również, że świadomość kobiet na temat czynnika pomaga opóźnić wiek menopauzy i wynik pół kobiety nie wiedziały, że czynniki te były obecne w poprzednim badaniu są czynnik genetyczny, czynniki żywieniowe, wiek czynnika menarche, czynnik nieregularnego cyklu, czynnik stylu życia, ćwiczenia jogi i poziom wykształcenia .

W rezultacie kobiety przyjmowały ten składnik odżywczy w ciągu swojego życia w procentach :- żywność morska (**26,6%**) , owoce (**23,3%**) , warzywa (**20%**) , składniki odżywcze zawierają cynk i witaminę B6 (**16,6%**) oraz dieta wysokobiałkowa (**20%**) ten składnik odżywczy zgodnie z wcześniejszymi badaniami prowadzi do opóźnienia wieku menopauzy.

Wszystkie kobiety mają opóźnioną menopauzę (100%) nie cierpią na żadne choroby w porównaniu z innymi kobietami na innych badaniach, które wcześniej menopauza w tym samym wieku cierpiały na choroby serca, utratę pamięci, osteoporozę, utratę libido.

Wyniki ponad połowa (**60%**) kobiet opóźniających menopauzę cierpi z powodu problemów seksualnych (utrata libido)

Większość kobiet (**93,3 %**) opóźniających menopauzę odnosi sukcesy w różnych dziedzinach życia, takich jak kobiety biznesu (**33,3 %**), praca (**6 6,7 %**), relacje społeczne (**93,3 %**), w porównaniu z kobietami w tym samym wieku.

Ponad połowa (**53,3%**) kobiet wie o tym, w którym wieku menopauza jest (**40-45**) lat to nie zgadza się z poprzednim wynikiem badania wiek menopauza jest (**45-60**) lat.

WNIOSEK:

Jest rzeczą oczywistą, że połowa kobiet biorących udział w badaniach nie zna czynników wpływających na opóźnienie wieku menopauzalnego. Większość kobiet oczekuje na składniki odżywcze, które pomagają zwiększyć wiek menopauzy.

Łączny odsetek kobiet nie cierpi na żadną chorobę. z powodzeniem uczestniczą one w zajęciach deferentowych w życiu, a ponad połowa kobiet kontynuuje normalne stosunki seksualne.

Badanie wykazało, że wiek ciąży, wiek menarche i ćwiczenia jogi są jednym z czynników, które mogą prowadzić do opóźnienia wieku menopauzalnego.

ZALECENIE:

Na podstawie wyników tego badania zaleciliśmy, co następuje:

1. Poprawa zdrowia i edukacji żywieniowej.
2. Zachęcanie kobiet do angażowania się w codzienne ćwiczenia i codzienne czynności życiowe oraz do wydłużenia okresu karmienia piersią do dwóch lat.
3. Uaktualnianie nowej wiedzy na temat życia reprodukcyjnego i wieku menopauzalnego kobiet poprzez środki masowego przekazu, pielęgniarstwo środowiskowe, ośrodek podstawowej opieki zdrowotnej.

6 .REFERENCJE:

1-Int J ClinExp Med 2016;9(3):6589-6596.
www.ijcem.com /ISSN:1940-5901/IJCEM0019641 (1).

2-.Int J ClinExp Med 2016;9(3):6589-6596
www.ijcem.com /ISSN:1940-5901/IJCEM0019641.

pISSN 2320-1770 | eISSN 2320-1789 (3).

3-menopauza: diagnostyka i zarządzanie (NG23)(2).
© NICE 2018. Wszelkie prawa zastrzeżone. Z zastrzeżeniem powiadomienia o prawach (https://www.nice.org.uk/terms-andconditions#notice-of-

4-© NICE 2018. Wszelkie prawa zastrzeżone. Z zastrzeżeniem powiadomienia o prawach (https://www.nice.org.uk/terms-andconditions#notice-of-rights).
Strona 20 z 31(R0)
5-© NICE 2018. Wszelkie prawa zastrzeżone. Z zastrzeżeniem powiadomienia o prawach(https://www.nice.org.uk/terms-andconditions#
notatka o prawach).
Strona 26 z3 (4)
6-© NICE 2018. Wszelkie prawa zastrzeżone. Z zastrzeżeniem powiadomienia o prawach (https://www.nice.org.uk/terms-andconditions#Notice-of-rights).
Strona 30 z 31(5)

7-Int J ClinExp Med 2016;9(3):6589-6596
www.ijcem.com /ISSN:1940-5901/IJCEM0019641

Objawy związane z 8-menopauzą i ich leczenie
Ian Milsom, 18304-Ch02.qxd 12/9/05 12:46 AM Strona 10 (8)

9. Objawy związane z menopauzą i ich leczenie
Ian Milsom , 18304-Ch02.qxd 12/9/05 12:46 AM Strona 11(9)

10 - Objawy związane z menopauzą i ich leczenie
Ian Milsom,18304-Ch02.qxd 12/9/05 12:46 AM Strona 12(7).

11-https://www.researchgate.net/publication/277900595 Czynniki wpływające na wiek wystąpienia menopauzy i określenie jakości życia w menopauzie, Artykuł - marzec 2015 DOI: 10.4274/tjod.79836 (strona 44) (10).
12-www.ijcem.com /ISSN:1940-5901/IJCEM0019641

Int J ClinExp Med 2016;9(3):6589-6596 (strona 6591,6592,6593,6594) (6).

7 .DODATEK

Uniwersytet Shandi
Wydział Podyplomowy i Naukowy

Kwestionariusz dotyczący oceny świadomości czynników wpływających na opóźnienie wieku menopauzalnego umożliwiający uzyskanie więcej niż jednej odpowiedzi:

Osobiste dane demograficzne

P1/ jaki jest twój wiek w latach?

1- 45-50 lat ( )
2- 50-60 lat ( )

Q2/ poziom wykształcenia?
1-Primary School ( )
Szkoła 2-Medium ( )
3-gimnazjum ( )
4-Uniwersytet ( )
5-stopniowy absolwent ( )

Q3/ Stan cywilny?
1-Single ( )
2-Marriage ( )

Recepta na pracę Q4/?
1-House wife ( )
2-Pracownik ( )

Q5 / Wiek menarche?
1-12 lat ( )
2- 13 lat ( )
3- 14 lat ( )
3- 15 lat ( )

Q 6 / Regularność cyklu menstruacyjnego?
1-Regularz ( )

2- Nieregularne Co dwa miesiące (   )
3 - nieregularnie Co trzy miesiące (   )
Q7 /Specyficzne stosowanie środków antykoncepcyjnych?
1-Yes (   )
2- Nie (   )

Q8/ Wiek małżeństwa?
1- 12 -20 (   )
2- 21 -30 (   )

Q9 / Pierwsza ciąża?
1- 1-4 Miesiąc (   )
2- 5 -9 Miesiąc (   )
3-1 -2 lata (   )

Q10 / ćwiczenie jogi praktyczne ?
1-Yes (   )
2-No (   )

Q11 / priorytety seksualne ?
1- Tak (   )
2- Nie (   )

Q12 / Czynniki wpływające na opóźnienie wieku menopauzalnego?
1-Genetyka (   )
2-Nutrition's (   )
3-Age of menarche (   )
Cykl 4 - nieregularny (   )
5-Age of pregnancy (   )
6 - Liczba kobiet w ciąży (   )
7-Cykl życia (   )
Ćwiczenie 8-jogi (   )
9-Poziom wykształcenia (   )
10 I don't know (   )

Q13 / Składnik odżywczy zazwyczaj przyjmowany?
1-Sea food (   )
2-Fruits (   )
3-Papierze (   )
4-cynk , vitB6 (   )
5-High protein (   )

Q14 /Opinie kobiet dotyczące ciąży po 45. roku życia?

1 - Ryzyko dla kobiet i dzieci ( )

2-Dyfficultatywny stosunek płciowy ( )

3-Make ligacja wannowa ( )

4-Normalne życie ( )

Q15/ Cierpienie na chorobę po 45 roku życia?

1- Nie ( )
2- Tak ( )

Q16 / Działania kobiet po 45 roku życia?
1-Biznes kobiety ( )
2- Praca ( )
3-Socjalne relacje ( )

Q17 / Wiedza kobiet o wieku menopauzalnym ?
1-40 -45 lat ( )
2- 45 -55 lat ( )
3- 55 -60 lat ( )

Q18/ Składnik odżywczy wspomagający opóźnienie menopauzy?
1-Sea food ( )
2-Fruits ( )
3-Papierze ( )
4-cynk, witaminaB6 ( )
5-High protein level ( )
6-I don't know ( )

Q19 /Nieregularność cyklu po użyciu metody antykoncepcyjnej między porodami ?
1- Amenorrheafor dwumiesięczny ( )
2-Amenorrhea więcej thantwo miesiąc ( )
3- Cykl normalny ( )

Q 20 / Liczba dziecka?
1-2 – 5 ( )
2-6 - 8 ( )

Q21 / Poprzedni czas trwania karmienia piersią?
1-letni (   )
2 - Mniej niż dwa lata (   )
3 - 2 lata (   )

Podziękowania

Kolibri 360 GmbH
Ferdinand-Jühlke-Straße 7
99095 Erfurt, Deutschland
produktsicherheit@kolibri360.de

Druck:
CPI Druckdienstleistungen GmbH
im Auftrag der
Kolibri 360 GmbH
Ferdinand-Jühlke-Str. 7
99095 Erfurt